DISSERTATION

SUR

L'AFFECTION TYPHIQUE

(TYPHUS, FIÈVRE TYPHOÏDE)

SES CAUSES,

SON SIÉGE, SA NATURE ET SA MÉDICATION.

PAR

A. RIDREAU

DOCTEUR EN MÉDECINE.

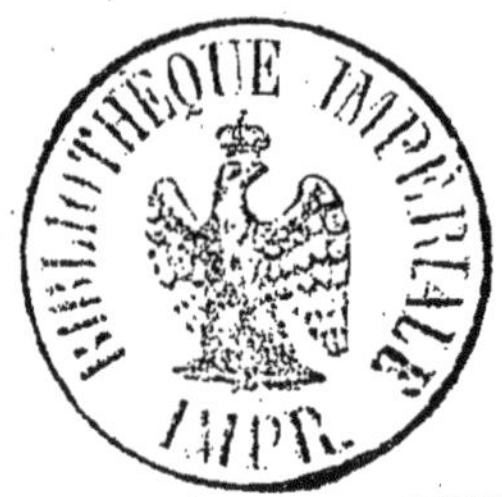

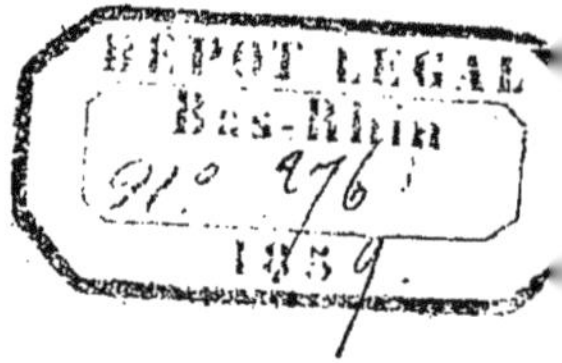

STRASBOURG

IMPRIMERIE D'AD. CHRISTOPHE, GRAND'RUE, 138.

1859.

DISSERTATION

SUR

L'AFFECTION TYPHIQUE,

SES CAUSES,

SON SIÉGE, SA NATURE ET SA MÉDICATION.

Je commence par avouer sans honte comme sans fausse modestie, en publiant cet opuscule, que je renonce à toute prétention.

Je ne cours pas après la nouveauté. J'ai cherché à découvrir et à indiquer le vrai et le bon, dans les limites de mes facultés, en m'appuyant sur la raison, les nombreux travaux des auteurs et les faits qui ont pu se présenter à mes yeux.

Quelque tendance que l'on ait à revenir, dans ces derniers jours, sur les différences que l'on croit trouver dans l'affection typhique, je m'en tiendrai aux conclusions de MM. Gaultier de Claubry, Landouzy, etc., etc., en tant qu'elles portent sur l'identité du typhus et de la fièvre typhoïde.

» ......Si l'on arrive à la fièvre typhoïde, on se trouve en pré-
» sence de deux opinions différentes : La première considère le
» typhus comme une variété de la fièvre typhoïde (Sydenham,
» Cullen, Chirac, Stoll; MM. Chomel, Gaultier de Claubry, Lan-
» douzy et, en Allemagne, Rokitansky et Küchler).

1

« La doctrine opposée considère la non-identité de ces deux
« maladies ; elle compte chaque jour de nouveaux défenseurs à
« mesure que les faits se produisent ; elle a été soutenue principa-
« lement par MM. GERHARD, de Philadelphie, 1837 ; SHATTUCK, de
« Boston, 1839 ; STEWART, 1840 ; M. GUÉNEAU, de Mussy ; 1847, et
« plus récemment JENNER et UPHAM , 1852. « (*Thèse de concours
pour l'agrégation en médecine*, 15 avril 1857 , page 52. FRÉ-
DÉRIC DURIAU.)

Je définirai le typhus *une altération particulière des centres
nerveux due à une cause inconnue dans son essence, mais parfaitement étudiée dans sa production et dans ses effets.*

Cette cause est un miasme délétère engendré dans des conditions particulières, ordinairement très-connues, et ce miasme
absorbé donne lieu à un véritable empoisonnement.

Dans les divers empoisonnements avec des substances que
l'on voit, que l'on touche, que l'on pèse, qu'on analyse, que
l'on perçoit enfin d'une manière autre que par les effets qu'elles
produisent, on admet, sans réplique, que l'empoisonnement peut
se montrer à mille degrés différents ; et dans l'empoisonnement
typhique on a peine à vouloir reconnaître les mêmes phases ; et
comme partout, du reste, où l'on ne peut s'emparer de l'agent
morbifique, on est tenté d'invoquer pour tel ou tel état morbide,
une cause productrice différente.

Non seulement on cherche des maladies différentes dans des
états qui, dans le fond, ont une identité parfaite, autant qu'on
peut employer ce mot en parlant du monde vivant ; mais dans
une maladie qui porte le même nom, qui est démontrée la
même, on cherche à créer des formes !

Dans toutes les maladies, disent les auteurs, il faut tenir compte
de l'âge, du sexe, du tempérament, des prédispositions origi-
ginelles ou acquises, des temps, des lieux qui apportent d'im-
menses modifications dans une même maladie. Et voilà que pour

le typhus on fait table rase de tous ces préceptes. On découvre un typhus des camps, des prisons, des vaisseaux ; un typhus catarrhal, abdominal, etc., etc. On ne se contente pas de donner à une maladie identique dans ses symptômes fondamentaux un nom différent, *fièvre typhoïde*, on distingue encore le typhus dans le typhus même.

C'est ce qui explique en partie les difficultés qu'on a trouvées à classer la fièvre typhoïde. C'est ce qui explique la divergence d'opinions qui existe au sujet du siége, de la nature et du traitement de cette maladie.

J'admettrai avec divers auteurs trois degrés dans le typhus. Ces degrés constitueront le *typhus épidémique*, le *typhus endémique* ou *fièvre typhoïde* régnant avec plus ou moins d'intensité, selon l'intensité de la cause génératrice; et le *typhus sporadique*, fièvre typhoïde réduite à des cas disséminés, dûs à des influences locales ou à des aptitudes particulières.

Typhus épidémique.

CAUSES. — Il y a unanimité sur les causes du typhus épidémique.

Il se développe dans les grands rassemblements d'hommes obligés de séjourner dans des lieux limités et difficilement aérables ; c'est-à-dire que la viciation de l'air par la respiration et les diverses autres excrétions du corps, est la véritable cause efficiente qui engendrera et rappellera toujours la même maladie.

On en a signalé une foule d'autres que je ne considère que comme adventives. Elles hâteront, elles aggraveront la maladie, mais elles ne la produiront pas. Elles constituent, peut-être, les légères différences qui ont été signalées dans les typhus dont nous avons la relation.

" ......Quant au typhus d'Europe épidémique...... Les causes
" sont beaucoup plus appréciables, on doit placer en première
" ligne l'entassement d'hommes malades ou même sains dans

« des lieux resserrés, très-peu éclairés, et où l'air ne peut se
« renouveler que très-difficilement, comme dans les prisons, les
« hôpitaux, l'intérieur des navires, etc.

« ......Ces fièvres typhoïdes se développent dans tous les pays,
« mais elles sont plus graves dans les pays et dans les temps
« chauds. » (Dubois, d'Amiens. *Pathologie générale,* tome Ier,
page 387.)

Cette dernière remarque, vraie souvent, n'est pas absolue, parce
que ni le froid, ni la chaleur ne sont *cause* de la viciation de
l'air, ils n'en sont que l'occasion.

En Crimée, dans les années 1854, 1855 et 1856, le typhus n'a
commencé réellement à se montrer dans nos ambulances que
vers la fin des mois de décembre, et a eu toute son intensité dans
les temps froids et pluvieux.

Dans l'ambulance où je me trouvais et où j'avais un service de
plus de quatre cents malades, tant blessés que fiévreux, je puis
affirmer, et mes cahiers de visite en feront foi, s'ils existent encore, que je n'ai pas vu d'affection typhique depuis juillet 1855
jusqu'au mois de novembre [1].

Et cependant toutes les plaies étaient prises de pourriture
d'hôpital très-contagieuse, puisque, sans lésions préalables, j'en
ai été atteint en faisant mon service.

Nos malades avaient une nourriture encore plus mauvaise
qu'après la prise de Sébastopol. Porteurs de toutes sortes de
blessures, amputés des bras, des jambes, ils couchaient par terre
sur une couverture pliée en deux; aux plus malades je faisais
donner, autant que possible, un peu de foin pour éviter le contact trop immédiat de la terre. Ils manquaient de tous les usten-
siles de première nécessité. Ils n'avaient ni vases, ni verres, ni
assiettes, heureux ceux à qui je pouvais procurer quelques boîtes
de conserves vides, ou quelque bouteille cassée pour recevoir les

---

[1] J'ai eu à l'ambulance de la 1re division du 2e corps, sise près le quartier
général de lord Raglan, quatre ou cinq cas de fièvre typhoïde, du mois de
juin au mois de juillet 1855. Je ne me rappelle pas avoir eu un seul cas mor-
tel. Je traitais ces typhoïdiens par l'extrait de quinquina et le vin rouge, autrement dit, par les névrosthéniques et les stimulants.

aliments prescrits [1] ; et le typhus ne se déclarait pas. C'est que, jusqu'à la fin de novembre, on pouvait ouvrir les tentes, mettre les hommes au grand air pendant la journée, et ne pas fermer hermétiquement pendant la nuit.

L'air vicié par la respiration, par la perspiration cutanée, par les exhalaisons putrides des plaies, était promptement enlevé aussitôt qu'on ouvrait les tentes.

Les pluies et la neige venues avec le froid, il en a été tout autrement. On souffrait du froid, on était mouillé. Entre deux maux, dont l'un présent à chaque instant et dont on pouvait se garer, et un autre inconnu, éloigné au moins, on se garantissait du plus imminent. On fermait toutes les ouvertures, on les calfeutrait. C'est alors que, l'air ne se renouvelant plus, la fièvre typhique se développait.

Tous les médecins de Crimée peuvent se rappeler qu'avec de grands froids et une atmosphère calme le typhus diminuait si le temps était assez pur pour qu'on pût ouvrir. Il augmentait avec la pluie, la neige et les grands vents du Nord.

Comme dans tous les empoisonnements, l'action du principe toxique varie selon les résistances qu'il rencontre, selon la manière plus ou moins rapide ou constante dont il est absorbé, et enfin selon les moyens qu'on emploie pour prévenir ses ravages.

S'il est des individus qui n'éprouvent rien, ou peu de chose, dans des conditions où d'autres sont atteints gravement, on peut cependant avancer qu'il n'existe d'immunité pour personne. Il arrive un moment où il n'est plus possible d'échapper.

En Crimée on pouvait faire du service médical une condamnation à mort, c'était une affaire de temps.

Tel médecin qui était resté quinze jours, un mois et plus, sans

---

[1] Les soldats entrant aux ambulances devaient apporter avec eux leur gamelle, leur fourchette, leur cuillère. On comprend avec quelle facilité un pauvre diable, qui venait d'être frappé par un biscaïen, un éclat d'obus, une balle, oubliait ces objets. D'ailleurs, ce n'est pas dans une gamelle unique qu'on peut mettre en même temps du bouillon, du vin, de la viande, des pruneaux, etc., etc.

être atteint, pouvait, à point nommé, indiquer la cause de cette exception.

Il le devait au peu de temps qu'il passait dans les lieux confinés et aux courses nombreuses nécessitées par le service. Le plus souvent à cheval, il rendait par les poumons et par la perspiration cutanée fortement excitée l'air empoisonné qu'il venait d'absorber ; mais enfin il y avait une cause de maladie constante, quoique lente et sourde, et il arrivait un moment où il fallait succomber.

En somme, ceux qui ont été le moins atteints sont ceux qui sont restés le moins de temps dans les lieux infectés et ceux qui se sont donné le plus de mouvement au grand air.

<h2 style="text-align:center">Typhus endémique, sporadique de quelques auteurs. — Fièvre typhoïde.</h2>

Causes. — Le typhus endémique ou fièvre typhoïde a reçu une multitude de noms selon l'idée qu'on se formait sur sa nature ou sur les causes qui le produisaient. Aujourd'hui encore, ces causes semblent être complétement méconnues.

« ..... Bien que produisant des affections à peu près identiques, « les causes des fièvres typhoïdes sporadiques doivent être distin- « guées de celles du typhus épidémique. « (Dubois, d'Amiens, *Pathologie générale,* page 385).

On a signalé l'âge, le changement de relations sociales, le froid, le chaud, l'humidité, la sécheresse, etc., etc.

« ..... M. Chomel, qui s'était élevé fortement contre l'idée de la « contagion, idée que M. Bretonneau a professée dans ces derniers « temps, a émis récemment au moins des doutes à ce sujet. Ce « médecin faisait remarquer que si, comme le prétend M. Breton- « neau, les grandes villes étaient des *foyers permanents* d'infec- « tion, les étrangers seraient presque tous atteints dès leur arri- « vée et non après six mois au moins de séjour. « (Dubois, *Patho-logie générale,* page 386).

Ce qu'il y a de clair, d'évident à la lecture des observations recueillies par les praticiens les plus expérimentés, c'est que la fièvre typhoïde se produit, dans des circonstances parfaitement analogues à celles du typhus épidémique.

D'abord l'âge, comme on peut le prévoir en plaçant la cause de la maladie dans un empoisonnement, ne devra y être pour rien.

C'est en effet ce que démontre l'expérience. « MM. Lombard et « Fauconnet, de Genève, rapportent (*Gazette médicale*, 1845) que « sur un relevé de mille malades atteints de fièvre typhoïde, on « en comptait cinq qui avaient de cinquante à soixante ans. » (Grisolle, *Traité de Pathologie interne*, p. 47, t. Ier).

On avait aussi cru que les enfants en étaient préservés.

« Dans l'enfance, la fièvre typhoïde est commune, comme l'ont « prouvé les recherches de MM. Barrier, Taupin et Barthez. » (Grisolle, même page).

En effet, « dès 1834, H. Bell écrivait dans sa thèse que la fièvre « typhoïde n'est point rare dans l'enfance, et M. Gendron, alors « interne à l'hôpital des Enfants, fournissait à M. de Larroque « huit observations recueillies dans cet hôpital....

« Dans les *Revues cliniques*, publiées par Constant dans la « *Gazette médicale*, pour les années 1853, 54, 55 et 56, on voit « plusieurs observations de dothinentérie dont le diagnostic avait « été positivement porté....

« .... En 1837, M. Becquerel assembla dix-huit observations, « dans l'espace de six mois, dans une seule division de l'hôpital « des Enfants, et en fit mention dans un mémoire publié en 1839. « C'est vers la fin de cette année que parurent les recherches re- « marquables de M. Taupin, basées sur un ensemble de cent « vingt-un cas... » (Barrier, t. II, p. 241).

On ne doit pas oublier que l'homme d'un certain âge et que l'enfant ne se trouvent pas dans les conditions de vie du jeune homme. Ils se déplacent bien moins rarement, ils ont une vie toute faite. L'homme n'est plus obligé de dormir dans des dortoirs, de manger en communauté, de vivre dans une chambre resserrée, ou de se livrer à des travaux qui l'obligent à respirer un air vicié.

Je ne dirai rien après cela du sexe, de la constitution, de la profession, du changement d'habitudes, du climat.

De même que l'on verra le typhus épidémique se développer dans les camps où les hommes sont forcés de se réunir en grand nombre dans un petit espace, sous des abris où par des circonstances particulières ils sont obligés de demeurer sans pouvoir renouveler l'air, de même on verra le typhus endémique se développer et sévir de préférence dans les hôpitaux, les casernes, les colléges, les pensionnats, les couvents; dans les grandes villes où des jeunes gens viendront se livrer à des travaux qui doivent leur ouvrir une carrière. L'étudiant pauvre, logé à bas prix, dans une chambre étroite, mal éclairée, mal aérée, ne quittant ses livres que pour les amphithéâtres de cours ou de dissection, sera souvent atteint. Comme l'ouvrier vivant en chambrée, comme les commis couchant sous les comptoirs avec vingt autres. C'est ainsi que le typhus endémique régnera dans les grandes villes, autrement dit dans les grandes réunions d'hommes; et c'est à ce titre qu'il sera contagieux.

Nous ne devrons plus nous étonner alors de voir une famille groupée autour d'un enfant frappé de fièvre typhoïde, attaquée successivement de la même maladie dans tous ses membres. Mais ce qui serait contradictoire, et ce qui n'arrive jamais en effet, c'est que le premier malade soit le cultivateur qui passe sa vie dans les champs.

Voici ce qui arrive ordinairement : Un enfant va à Paris. Après quelques mois de séjour il écrit à ses parents qu'il est souffrant et qu'il est obligé de garder le lit. La famille s'inquiète, on dit à l'enfant de revenir à la maison, ou bien on se rend en grande hâte auprès de lui. On reste dans la chambre habitée par le jeune homme, trop petite déjà pour lui seul. Père, mère, sœur passent des nuits et des jours à son chevet, dans le lieu même ou encore sain il a trouvé le germe fatal, et le père et la mère et la sœur ne tardent pas à contracter la même maladie.

La cause morbifique qui engendre le typhus est transportée avec l'air dans les poumons, puis absorbée par le sang, elle va sans doute réagir sur les centres nerveux. C'est ainsi que se comportent à peu près les autres poisons.

Ce n'est pas sur les liquides, ni sur les solides qu'agissent l'acide prussique, l'upas tieuté, la strychnine, le curare... Il est démontré de reste, que le sang n'est que le véhicule de ces terribles agents septiques.

L'immense différence qui se présenterait entre les poisons ordinaires et la cause qui vient altérer le système cérébro-spinal dans le mal typhique, c'est que ces substances, qu'elles soient matière putride en nature, poisons végétaux ou minéraux, agissent dans un temps limité, à partir du moment où elles sont introduites dans l'économie. Les accidents commencent et se jugent vite. Les effets sont d'autant moins funestes qu'il y a plus longtemps que le poison a été pris. Ils ont, en un mot, à un moment donné qui n'est jamais très-éloigné, et qui peut être prévu, un summum d'intensité. Il n'y a pas, ce qu'on a appelé dans l'affection typhique, la période d'incubation.

Ces différences, vraies en fait, ne le sont point en principe. Il est bien certain que quelque poison que l'on emploie, si on pouvait le faire naître insensiblement, pour ainsi dire, et soumettre l'économie à son action en l'augmentant graduellement, il est bien certain, dis-je, que là, comme dans le typhus, on aurait une maladie avant d'avoir une mort ordinairement rapide.

La période dite d'incubation dans le typhus ne doit être considérée que comme le commencement de l'empoisonnement, et cette période doit varier selon la quantité du miasme absorbé, selon sa concentration, selon le temps plus ou moins long que l'on demeure dans les conditions morbifiques, et enfin selon la résistance plus ou moins grande que rencontre le poison.

Si vraiment la fièvre typhoïde est due à un empoisonnement, on se demande pourquoi cette maladie n'existe pas d'une manière constante dans les lieux où on la trouve à certaines époques, et qui semblent demeurer dans les mêmes conditions ? Pourquoi elle règne telle année, ou telle saison, plutôt que telle autre? Pourquoi, enfin, on a toute l'année et en tous pays des cas de fièvre typhoïde isolés, sur des personnes qui paraissent ne pas être dans les circonstances ordinairement invoquées?

C'est l'histoire de la production du miasme : les conditions hygiéniques étant loin d'être toujours les mêmes, les conditions atmosphériques variant à l'infini, il est aisé de comprendre, par exemple, que les miasmes dégagés peu à peu, à l'état latent, agissent sourdement sur les individus qui sont sous leur influence, s'accumulent, puis arrivés à un certain degré de condensation, dévoilent tout à coup leur présence par la maladie qu'ils engendrent.

C'est le fait de la meule de foin qui semble prendre feu par une combustion spontanée. Quelques moments avant, rien encore de bien apparent ne faisait prévoir l'incendie !... Et cependant une fermentation active s'était développée au sein de la masse qui s'était échauffée peu à peu, puis s'était allumée.

Il y avait là un foyer de chaleur comme il y a eu un foyer d'infection pour l'affection typhique ; accumulation de chaleur comme accumulation de miasmes [1].

La chaleur est arrivée à produire la flamme, dernier résultat qui consume l'objet inflammable, comme le miasme engendre le mal typhique qui s'empare de l'individu.

L'un et l'autre, flamme et typhus, s'éteignent faute d'aliments ou peuvent être arrêtés quelquefois par le soin des hommes.

Quant à la fièvre typhoïde disséminée, cas qui semblent être exceptionnels, il faut se rappeler qu'il y a une foule de maladies qui revêtent les caractères typhiques, et qu'en outre il se trouve des organisations d'une susceptibilité extrême. Ainsi on peut souvent, avec raison, invoquer l'erreur de diagnostic et les prédis-

---

[1] En effet, si, à quelque moment que ce soit, avant que la masse ne fût enflammée, on avait abaissé la température de cette masse, il est certain qu'on aurait à volonté arrêté ou détruit la fermentation cause de la chaleur ; de même on pourrait retarder le mal typhique ou l'empêcher, en arrêtant la production des émanations qui l'engendrent.

positions individuelles ; car dans la limite de nos connaissances actuelles, nous devons distinguer les symptômes typhiques dûs aux causes que nous venons d'admettre, de ceux qui sont déterminés par la résorption du pus, par certains poisons, par la morve, le farcin, la pustule maligne, etc.

Nature et siége de l'affection typhique.

Il y a déjà longtemps que quelques observateurs ont regardé la fièvre typhoïde, sinon comme une altération des centres nerveux par empoisonnement, du moins comme une maladie spéciale de cet appareil.

Pierre Frank appelle la fièvre typhoïde une fièvre nerveuse.

" ... Cette fièvre est allumée par des causes qui se dérobent à
" nos sens, agissent par un principe subtil spécialement sur le
" système nerveux. "

Mais cette opinion est loin d'être adoptée, témoin les différents noms imposés par chaque auteur à l'affection typhique, *typhus* ou *fièvre typhoïde*.

M. Forget. *De l'Entérite folliculeuse. Synonymie.*

" .... Synoque putride, causus, fièvre typhoïde d'Hippocrate,
" de Galien et de leurs copistes ; fièvre inflammatoire, bilieuse,
" muqueuse, pituiteuse, putride, maligne, pestilentielle de la
" plupart des auteurs jusqu'à nos jours ; fièvre pétéchiale de Fras-
" cator, nouvelle maladie de Sydenham, la fièvre mésentérique
" de Baglivi empruntée à Baillou, la fièvre lente de Willis et
" d'Huxam, la fièvre angéïoténique, méningo-gastrique, adéno-
" méningée, adynamique, ataxique de Pinel ; la fièvre intestinale
" des anciens élèves de l'Hôtel-Dieu, la fièvre entéro-mésenté-
" rique de Petit, la plupart des typhus compris sous ce nom, ou
" sous celui de typhus des camps, des prisons, des hôpitaux,
" des vaisseaux. La dothinentérie de Bretonneau. La fièvre
" typhoïde de Louis, Heumann, Andral, Chomel et la plupart
" des auteurs modernes. L'entérite folliculeuse de Cruveilhier,

" Andral, etc... L'exanthème intestinal de plusieurs modernes,
" l'entéro-mésentérite de Bouillaud. "

Comme on le voit, on a cherché presque toujours le point de départ de la maladie dans les intestins. On tend aujourd'hui à le placer dans la viciation du sang. Mais tout en cherchant à rattacher le typhus à des altérations intestinales, on se dément à chaque page.

On prouve par des faits nombreux que la maladie intestinale n'est pas plus le mal typhique que ne le sont l'épistaxis, la sécheresse de la langue, les fuliginosités, l'engorgement des parotides, les hémorrhagies de toute espèce, les ulcères, les gangrènes...

M. Louis, après avoir démontré que le typhus est une entérite folliculeuse, n'en dit pas moins : " .... Les altérations des fonc-
" tions cérébrales, que le cerveau soit altéré d'une manière ap-
" préciable dans le cours de la maladie qui nous occupe, ou qu'il
" ne le soit pas, ne pourraient-elles pas suffire dans quelques
" circonstances pour expliquer la mort. " (*Recherches sur la
fièvre typhoïde, putride*, etc., par M. Louis, tome Ier, 2e édit.
page 400, ligne 25 et suiv.)

" ..... Telle nous paraît être dans la fièvre typhoïde, plus
" encore que dans toute autre maladie, la cause d'un grand
" nombre de morts, soit prématurées, soit survenues à une
" époque avancée de la maladie. "

" On remarquera sans doute qu'en accusant le système ner-
" veux de produire de si funestes effets, on se contente à peu
" de frais, et l'on se paie de mots, toutefois, les symptômes que
" l'on observe alors paraissent dépendre du trouble de l'inner-
" vation bien plus que de celui des autres organes. " (*Compendium de médecine. Fièvre typhoïde*, p. 224, l. 38 et suiv. col. 1re).

A peine a-t-on formulé cette idée que la mort pourrait bien survenir par le fait du système nerveux, qu'on se hâte de se rétracter. On dirait qu'il est absurde de reconnaître que le système nerveux puisse être malade.

Étrange contradiction ! tous les actes physiologiques sont rapportés au système nerveux, sans lui, rien ; et voilà qu'on ne veut pas que cet appareil, qui est la source de la vie et de la santé, puisse être malade même dans les cas où les altérations des actes normaux qui sont engendrés et régis par lui, ne manquent jamais; tandis que l'on voit souvent manquer une à une les diverses autres lésions auxquelles on attribue la maladie et la mort!

On n'a pas tardé à s'apercevoir que les lésions intestinales, à quelques causes qu'elles soient dues, étaient loin de rendre compte des symptômes et des divers accidents de la fièvre typhoïde. C'est en vain qu'on a invoqué les sympathies, les complications cérébrales, spinales..., il a fallu avoir recours à d'autres hypothèses, et alors on en est venu aux anciennes idées humoristes.

« Dans l'état actuel de la science, lorsqu'à l'ouverture du corps
» l'examen le plus attentif ne montre aucune lésion appréciable,
» ou lorsque ces lésions ne paraissent pas pouvoir expliquer la
» gravité des symptômes, on est généralement porté à admettre
» une altération cachée, soit dans le système nerveux, dont
» l'organisation est partout si délicate.... soit dans les liquides
» animaux.

».... Dans la fièvre typhoïde, c'est aussi dans le système ner-
» veux selon quelques-uns ; dans le sang, selon d'autres en beau-
» coup plus grand nombre, qu'existerait la lésion primitive.

« J'inclinerais à placer dans les liquides, plutôt que dans les
» nerfs, le point de départ de la maladie.» (CHOMEL, *Leçons de clinique médicale*, page 558.)

Mais sans doute les fluides sont viciés, les solides sont attaqués, les sécrétions et les organes sécréteurs sont altérés ; mais le sont-ils primitivement ?

Sont-ce les fluides altérés qui réagissent sur le système nerveux, ou bien ce dernier qui, ne fonctionnant plus normalement, donne lieu à l'altération des fluides ?

Cette dernière proposition est la vraie, la seule vraie. Car avant que les fluides puissent être altérés profondément, ils ont depuis longtemps mis le principe *altérant* en présence du système nerveux, c'est-à-dire en présence de l'organe qui préside à la vie, la donne et l'entretient ; et alors l'économie toute entière éprouve le retentissement de l'altération de l'organe principe de vie et de santé. Tout est troublé, perverti ; depuis la digestion, la sanguification, jusqu'aux sécrétions les plus intimes, en commençant par les phénomènes sensitifs et sensoriels. Le malade ne sent même pas sa maladie. En proie à toutes les misères, il n'en a qu'une perception confuse. Plus tard, quand il commence à revenir à la santé, j'allais dire à la vie, il ne se souvient de rien. Il sait qu'il a été malade, mais le mal il ne l'a pas senti, parce que l'appareil qui préside aux sensations, qui les engendre et les recueille, a été arrêté dans ses fonctions.

Les centres nerveux peuvent être primitivement altérés dans leurs fonctions par plusieurs causes qui nous semblent bien différentes ; mais il y a cela de remarquable, c'est que l'altération est traduite par des symptômes premiers, presque toujours identiques.

Les effluves ou miasmes marématiques donnent lieu à un trouble intermittent dans le système vasculaire sanguin.

Le froid ou l'eau froide dans de certaines conditions produit les mêmes phénomènes, tel qu'il résulte des expériences de M. Brachet, de Lyon.

La chaleur est aussi l'occasion de plusieurs fièvres rémittentes ou intermittentes, comme je crois l'avoir démontré dans ma thèse inaugurale [1] ; comme l'a soutenu aussi M. Armand [2].

Enfin une matière septique, visible, pondérable, analysable, mise en présence des centres nerveux, ne tarde pas non plus à produire des effets semblables à ceux déterminés par le miasme typhique et par les causes que je viens de mentionner, je veux parler du pus résorbé, dont la première action se traduit toujours par la fièvre, fièvre franchement intermittente d'abord, puis rémittente et continue.

Il est inutile de tracer les symptômes de l'infection purulente, qu'on peut dire identiques à ceux de la fièvre typhique, à tel

---

[1] *De la chaleur considérée comme cause des fièvres rémittentes, ou fièvres des pays chauds* (Strasbourg 1852).

[2] *Etudes étiologiques des fièvres en Algérie et dans l'Italie centrale.* Volume manuscrit adressé en 1852 au conseil de santé des armées, par M. le docteur Armand, médecin-major.

point que les praticiens les plus expérimentés y seraient souvent pris s'ils n'étaient avertis par la présence des foyers purulents.

Un savant et très-habile professeur de la Faculté de médecine de Strasbourg reçoit un jour une femme dans son service atteinte des premiers symptômes de fièvre typhoïde. C'était l'occasion d'une belle clinique. M. Sch... montra, en effet, avec la lucidité qui le caractérise, tous les phénomènes morbides qui se développaient chaque jour et qui malheureusement s'aggravaient malgré les médicaments et le médecin. La malade mourut.

L'autopsie fit découvrir de nombreux abcès dans les tissus parenchymateux, mais aucune des lésions intestinales dites caractéristiques. On se rappela alors un petit abcès que l'on avait rencontré dans la région fessière, qui avait été pansé simplement, et qui sans aucun doute avait été le point de départ de la maladie qui venait de causer la mort.

Le diagnostic porté au lit de la malade fut réformé sur la table d'amphithéâtre, mais non sans qu'on fasse remarquer combien il était facile de confondre les symptômes de la pyoëmie avec ceux de la fièvre typhoïde.

Facile, en effet, car ces symptômes sont les mêmes, la cause productrice diffère seule. L'une est matérielle, palpable ; l'autre ne peut être ni touchée, ni vue ; mais toutes deux poisons agissant sur le même organe, déterminent les mêmes réactions morbides.

Les symptômes primordiaux qui ne manquent jamais sont :

Le trouble dans la circulation sanguine ; une accélération morbide dans les mouvements du cœur, si constante, qu'elle a donné son nom à la maladie. Fièvre continue. Puis le malaise général ; de la céphalalgie sus-orbitaire et la stupeur...

M. Louis serait tenté de nier la maladie là où manquerait la céphalalgie par exemple.

" .....Ainsi, la céphalalgie est un des symptômes les plus ordi-
" naires des maladies aiguës fébriles de toute espèce ; mais elle
" est plus fréquente chez les sujets atteints d'affection typhoïde

« que chez ceux qui sont affectés d'une autre maladie, et comme
« elle est presque constante chez les premiers, comme elle dé-
« bute aussi, chez eux, avec les premiers accidents, son absence
« au début d'une maladie fébrile dans laquelle les autres symp-
« tômes d'une affection typhoïde manqueraient, cette absence
« serait l'indice que très-probablement on a affaire à une mala-
« die autre que l'affection typhoïde. « (*Fièvre typhoïde*, t. II,
p. 5, l. 20.)

Les débuts de l'affection typhique sont si insidieux qu'on les
confond avec le plus petit malaise.

Il n'en est pas, dit Bordeu, de la fièvre maligne comme des
autres espèces de fièvres. Il n'y a point de marche constante.
Tout indique un désaccord et une incertitude générale.

Eh bien ! c'est précisément cette invasion de la maladie, cette
manière insidieuse de se déclarer, cette marche incertaine, ces
phénomènes morbides qui tantôt deviennent si graves qu'ils sont
les avant-coureurs de la mort, et tantôt disparaissent si vite sans
qu'on puisse s'en rendre compte, quand on ne considère que les
lésions matérielles, qui doivent nous indiquer que cette maladie
n'est ni une inflammation des intestins, ni une maladie du système sanguin, mais bien une altération du système cérébro-
spinal.

On peut comprendre ainsi comment les plus robustes ne sont
pas les plus ménagés, s'il est vrai que l'acte nerveux ne soit pas
toujours en raison du développement musculaire.

Au malaise général, à la courbature, à la céphalalgie, à la
fièvre, se joignent bientôt le dégoût, les nausées, la diarrhée,
troubles digestifs... Des hémorrhagies de toutes sortes: épistaxis,
hémorrhagies sous-muqueuses, sous-cutanées, interstitielles ;
résultats de l'altération du sang. Troubles dans les fonctions de la
peau, troubles dans l'organe respiratoire, troubles dans les reins,
dans la rate, dans le foie, etc., etc. ; troubles dans les sécrétions,
les excrétions, dans les organes sécréteurs et excréteurs.

Comme on fait dériver tous ces désordres des accidents intes-
tinaux, on a cherché à établir avec la plus scrupuleuse attention
les symptômes auxquels ils donnaient lieu.

Pour grand nombre de médecins la maladie typhique du vivant change de nom à sa mort, parce qu'on ne trouve pas les lésions cherchées, les lésions *caractéristiques*.

C'est sur ces lésions que sont établies les différences du typhus épidémique et du typhus endémique, fièvre typhoïde ; du typhus fever d'Irlande et de la fièvre typhoïde française ; de la fièvre typhoïde de tel pays et de telle époque avec celle de tel autre pays et de telle autre époque.

Le typhus de Crimée est bien différent de la fièvre typhoïde, en ce que :

" ..... Dans le typhus de Crimée, le ventre est souple, sans " douleur, sans météorisme, sans ce gargouillement dans la fosse " iliaque droite, si caractéristique de la fièvre typhoïde." (Lettre de M. l'inspecteur BAUDENS, sur le *Typhus de Crimée.*)

Ce qui n'empêche pas de reconnaître un état abdominal dans lequel l'abdomen est :

" ..... Large, pâteux ou météorisé, résonnant. Il conserve " l'empreinte de la main qui le palpe, ou il est tellement dou- " loureux que le moindre attouchement fait jeter des cris au " malade. Les éructations sont fréquentes, et il existe des bor- " borygmes dans toute l'étendue de l'abdomen. La diarrhée est " continuelle, mais modérée. " Notice sur une épidémie de typhus observée à l'hôpital militaire du Lazaret du Frioul, pendant les mois de février et mars 1856. (BILLOT, médecin aide-major, *Mémoires de médecine et pharmacie militaires*, 2ᵉ série, 18ᵉ vol., page 144.)

M. BAUDENS a consigné ses observations à lui, mais nous ne doutons pas que là, comme dans tous les phénomènes qui résultent de lésions consécutives, on ait recueilli des faits diamétralement opposés.

On a encore argué de la différence des taches qui se déclarent à la peau pour établir la non-identité du typhus de Crimée avec la fièvre typhoïde.

" ..... La peau brûlante se couvre après deux ou trois jours " d'une éruption exanthémateuse. "

" ..... Elle se montre au tronc et aux membres par groupes

« irréguliers de taches arrondies d'un rouge foncé, sans relief,
« moins grandes qu'une lentille, ne disparaissant pas par la pres-
« sion, sans pétéchies, sans sudamina » (BAUDENS, même lettre).

Quelque nom que l'on donne aux diverses taches ecchymotiques ; qu'elles soient plus ou moins larges, plus ou moins rouges,
ce sont toujours des taches dues à une même cause secondaire ;
une hémorrhagie sous-cutanée, sous-muqueuse ou interstitielle.
Elles ne sont caractéristiques ni du typhus épidémique, ni du
typhus endémique, car elles se rencontrent dans des maladies
bien diverses. D'ailleurs M. BILLOT et nombre d'autres médecins
ont constaté des pétéchies chez des typhiques.

On a voulu invoquer la durée du typhus épidémique pour le
différencier du typhus endémique ! Il est inutile de relever de
pareils arguments. Ce n'est qu'une affaire de quantité dans la
cause septique. Comme dans tous les empoisonnements, plus le
poison sera concentré plus il agira vite, et bien mieux, il déter-
minera souvent selon la quantité absorbée des désordres tout
différents.

A part les grands troubles généraux, la plupart du temps on
n'a pu trouver dans les centres nerveux des signes immédiats
qui puissent indiquer d'une manière certaine qu'ils étaient affectés primitivement, et probablement c'est ce qui a fait chercher
la raison de la maladie ailleurs que là où elle est réellement.

Cependant, tout en ne tirant aucune conclusion des troubles
de l'intelligence, du trouble qui se manifeste dans les sensations
et les organes sensoriels ; des rêves, des hallucinations, de l'aberration de la vue, de l'ouïe, etc, etc, on aurait dû remarquer que
la vessie et les intestins cessaient fort souvent de fonctionner,
sans qu'on puisse attribuer cet arrêt dans la fonction à une lésion
organique propre. L'urine se forme dans les reins et s'amasse
dans son réservoir, mais elle ne peut être expulsée, l'acte nerveux en vertu duquel on sent, et on veut obéir à la sensation,
est anéanti. Le système nerveux est donc entravé au moins dans
un de ses actes.

Mais il y a plus encore, ce trouble donne lieu parfois à de vérita-
bles lésions matérielles, dans l'organe même primitivement affecté.

On a constaté souvent ces lésions à la suite du typhus endémique qui en général a une plus longue durée que le typhus des camps. Seulement on en a fait des maladies intercurrentes ou de complications, de sorte que ce qui aurait pu, si on l'avait considéré comme symptôme, jeter quelque jour sur le siége du mal typhique, en ne le considérant que comme un accident du hasard, est venu y jeter de l'obscurité. Je veux parler des paralysies des extrémités qui se rencontrent si souvent, et qui persistent longtemps après la guérison de la maladie qui y a donné lieu.

Voici comment s'expriment à ce sujet les auteurs du *Compendium de médecine. Fièvre typhoïde*, page 213, col. 1re, l. 50 et suiv.

│ .... *La paralysie vraie* est l'effet d'une complication, et ne
│ peut être considérée comme symptôme... Nous ne croyons pas
│ devoir rattacher à la fièvre typhoïde ces cas dont parlent les
│ auteurs, et dans lesquels on a constaté la paralysie des membres ;
│ l'étude de ce symptôme appartient à l'histoire des compli-
│ cations. │

Il me semble qu'au lieu d'être une complication, c'est un résultat, une conséquence de la maladie ; conséquence qui ne sert pas peu à soulever le voile qui couvre le point de départ de la fièvre typhique. │..... Il est survenu quelquefois des paro-
│ tides, et la convalescence toujours pénible, a vu quelquefois
│ persister la surdité, l'affaiblissement des sens, de la mémoire,
│ la paralysie de quelques membres. │ (VALLEIX, *Traité des névralgies*.)

OLLIVIER d'Angers (*Maladie de la moelle épinière*, t. II, p. 563).
│ Observation CXX. Un jeune soldat, *récemment guéri*
│ *d'une fièvre pétéchiale* se plaignait de douleurs dans les
│ vertèbres dorsales, de difficultés dans les membres inférieurs. │
│ ... On employa un grand nombre de moyens thérapeutiques
│ pendant plusieurs mois, mais sans succès, la faiblesse des
│ membres s'accrût jusqu'à paralysie complète.... mort.

│ Autopsie. La moelle épinière était plongée au milieu d'une
│ grande quantité de fluide saineux ; elle était en suppuration, et
│ désorganisée à la partie inférieure de la région dorsale sans
│ pourtant avoir perdu la forme naturelle. │

Voilà des faits d'autant plus dignes d'attention qu'on les rencontre à chaque pas. Je pourrais en rapporter plusieurs puisés dans mes propres observations.

Au mois d'août 1852, j'ai rencontré à Bourbonnes-les-Bains, une dame d'Issoudun (Indre), âgée de 53 à 54 ans, qui venait prendre les eaux pour une paralysie des membres inférieurs.

Cette dame a été vue par toutes les célébrités médicales de Paris.

Elle était grasse, fraîche, robuste même, mais ses jambes flageollaient sous elle. La progression ne pouvait s'effectuer sans soutien. Ces désordres étaient les suites d'une fièvre typhoïde grave, pendant laquelle la malade, Madame Perr...., avait été paralysée de la vessie, du rectum, des extrémités supérieures et inférieures.

Le mouvement et l'action étaient revenus dans les bras et dans les diverses autres parties affectées, mais il n'y avait eu qu'un peu de mieux dans les extrémités inférieures.

Il existe encore une jeune dame à Saumur (Maine-et-Loire), Madame R...., frappée de la même infirmité et dans les mêmes circonstances, pendant le cours d'une fièvre typhoïde.

Toute la famille a été atteinte successivement, le fils d'abord qui revenait de Paris. Il est guéri et n'a eu d'autre malheur à déplorer qu'une calvitie précoce. Le père est mort, il était âgé de 55 à 58 ans. La mère est guérie sans accidents, elle avait environ 50 ans.

Un fait noté et admis par tous les observateurs comme dépendant de la fièvre typhoïde, ou du typhus épidémique, c'est une altération plus ou moins durable dans les fonctions cérébrales.

N'était-ce pas une belle occasion de rechercher à quoi répondaient ces désordres?

On s'appuie sur la rapidité et la franchise de la convalescence pour établir une différence entre le typhus des camps et la fièvre typhoïde !

Mais d'abord, tous les praticiens qui ont suivi la guérison de cette maladie, ont parfaitement signalé aussi la rapidité de la convalescence des typhoïdiens. Nous avons tous été surpris de retrouver gras, frais et robustes des malades réduits il y a quelques semaines au dernier degré de l'émaciation causée par la fièvre typhoïde. La convalescence des typhoïdiens n'est difficile que lorsque les désordres, conséquence de l'altération des centres nerveux, ont porté particulièrement sur les intestins ou sur les parties matérielles des centres nerveux eux-mêmes.

Alors on voit les malades languir, être pris de diarrhée rebelle, succomber quelquefois brusquement à une perforation intestinale, ou ne plus se relever de l'hébétement particulier bien connu, ou de paralysies incurables.

Je ne dirai rien de l'altération pulmonaire. Les râles pneumoniques que l'on trouve à diverses périodes de la maladie, sont ordinairement dûs au trouble apporté dans l'hématose et dans la circulation. Ces troubles se retrouvent dans les autres organes parenchymateux.

Le phénomène le plus constant, comme je l'ai déjà dit, dans l'affection typhique, est le trouble continu qui existe dans la circulation.

Quelquefois on a pu observer, tout au début, un ralentissement marqué dans les mouvements du cœur, mais il dure peu.

Dans le typhus de Crimée, j'ai vu le mal débuter par une fièvre franchement intermittente, mais au bout de deux ou trois jours, elle tendait à devenir continue. Plusieurs fois on a rencontré la rémittence.

Si l'on avait tiré les conséquences légitimes de ce trouble constant, primordial, et toujours le même dans le système vasculaire sanguin, n'est-il pas vrai qu'on aurait fini par l'attribuer à l'altération des centres nerveux? Alors on n'aurait pas eu besoin de créer les mots *fièvre inflammatoire, fièvre angéioténique*, etc.

Qu'est-ce que la fièvre, en effet! N'est-ce pas une accélération morbide dans le système vasculaire sanguin, déterminée, soit par un mouvement réflexe des centres nerveux, annonçant ainsi la maladie d'un organe plus ou moins éloigné, soit par les centres nerveux directement impressionnés?

Longtemps le mot *fièvre* a été l'accompagnement indispensable de presque toutes les affections. On a eu des fièvres traumatiques, péripneumoniques, pleurétiques, viscérales, etc., des fièvres simples, composées, des fièvres synoques, putrides, ataxiques, cérébrales, chaudes, froides.

En général, ce mot *fièvre* ne se trouvait être qu'accessoire, c'était un symptôme. La maladie véritable résidait dans la blessure, dans le poumon, la plèvre, l'abdomen, c'est ainsi qu'on l'entendait. Mais d'autres fois, dans les fièvres continues nommées synoques, ataxiques, la *fièvre* était bien la maladie elle-même, et les divers mots pris adjectivement n'indiquaient qu'un état particulier. Plus tard, quand on a voulu voir le siége du typhus dans les intestins, on y a trouvé la raison de la *fièvre*, comme on l'avait trouvée dans le poumon et le péritoine, pour la pneumonie et la péritonite. Mais entérite folliculeuse, dothinentérie, gastro-entérite ou gastro-céphalite, on aurait dû être étonné, quelque nom qu'on ait admis, de rencontrer une fièvre continue chez des malades où l'on ne trouvait souvent aucune lésion dans l'estomac, dans les intestins ou dans le cerveau, tandis que l'on voyait la fièvre cesser chez des individus qui succombaient plus tard à des ulcérations intestinales.

On aurait encore dû s'étonner d'observer des gastrites, gastro-entérites ou gastro-colites, qui ne présentaient absolument aucun des symptômes caractéristiques de l'affection typhique. C'est ce qui est arrivé en effet, mais on n'en avait pas tiré les conclusions légitimes. On s'était contenté de créer une gastro-entérite simple et une gastro-entérite toute spéciale que l'on nommait gastro-entérite typhoïde.

Je crois inutile de m'appesantir sur ce qu'on a appelé les *lésions anatomiques caractéristiques* de la fièvre typhoïde, telles que : l'altération des follicules de Brunner, des plaques de Peyer, des ganglions mésentériques ; les ulcérations intestinales, l'altération de la rate, etc.

La muqueuse intestinale est une peau intérieure infiniment plus susceptible que le système dermique périphérique, il n'est donc pas étonnant qu'il souffre davantage, quoiqu'on rencontre aussi à la peau des taches ecchymotiques, des ulcérations et des eschares très-graves et très-étendues.

La rate est altérée au même titre et par la même cause que les reins, le foie, les poumons, le cerveau, où l'on rencontre une diminution de consistance, du piqueté, signe d'engorgement des vaisseaux sanguins, et une infiltration sous-arachnoïdienne plus ou moins abondante. Phénomènes consécutifs au trouble dans la circulation sanguine, congestions actives ou hypostatiques, sécrétions altérées par le même trouble.

Quant au typhus décoré du nom de *typhus fever*, il résume au suprême degré tous les symptômes du typhus proprement dit ; il tient le milieu entre le typhus épidémique et le typhus endémique, fièvre typhoïde. C'est lui qui en est le trait d'union.

Il reconnaît les mêmes causes à un degré moindre, et il a absolument les mêmes symptômes, mais il ne présente pas les lésions anatomiques dites caractéristiques.

En résumé, tous les symptômes constants qui se retrouvent inévitablement dans l'affection typhique, quelqu'intensité qu'elle ait, tels que : fièvre continue, céphalalgie, stupeur, insomnie, délire ; aberration de l'intelligence ; aberration dans les organes sensitifs et sensoriels, prouvent que leur seule et unique cause génératrice a pour point de départ, une altération particulière des centres nerveux.

Les autres lésions, et les symptômes divers si variables la plupart du temps, ne sont que des symptômes de ces lésions elles-mêmes. L'altération des plaques de PEYER, des follicules dits de BRUNNER, des ganglions mésentériques ; la maladie intestinale avec tout son cortège ; et la pneumonie, l'hypertrophie hyposta-tique de la rate ; et les hémorrhagies nasales, les sudamina, les plaques rosées, le purpura, les pétéchies, toutes les hémorrhagies, ne sont que des conséquences qui varient avec la gravité de la maladie des centres nerveux.

Il est bon de noter, comme on le fait pour les autres maladies, les différents phénomènes morbides qui se développent en parti-culier sur chaque individu ; mais on ne peut guère judicieuse-ment établir des questions d'identité et de non-idendité, chose dangereuse par-dessus tout, puisqu'en faisant oublier la cause productrice du mal, et l'organe sur lequel cette cause agit, elles conduiraient à une médication fausse et funeste.

De la Contagion.

Si le typhus reconnaît vraiment dans tous les cas, comme cause productrice, une altération de l'air par l'agglomération d'individus dans des conditions données, on ne peut guère soulever la discussion de la contagion ; pas plus qu'on ne peut dire que l'asphyxie par insuffisance d'air est contagieuse, que l'empoisonnement par le gaz ammoniac, l'acide carbonique, est contagieux.

Soit que l'on entende que la contagion est due à un principe qui se transmet par le contact immédiat, par inoculation, par l'air ou des objets infectés, le typhus ne rentre dans aucun de ces cas.

En effet, dans les maladies vraiment contagieuses, presque toutes les personnes, non encore éprouvées, mises en rapport avec des malades porteurs d'une maladie contagieuse, contractent inévitablement cette maladie.

On saura souvent à quoi attribuer l'immunité dont jouiront certains individus.

La maladie une fois développée, on pourra à volonté, au moins dans un moment donné, la transmettre par le contact ou l'inoculation.

Souvent la matière inoculable pourra être prise, enfermée et gardée, transportée au loin sans perdre de ses propriétés morbifiques spéciales. Elle développera ordinairement, par l'inoculation, une maladie identique à celle qui a fourni le principe inoculable. Mais on ne pourra jamais, à volonté, faire naître d'emblée les maladies contagieuses, du moins celles que nous connaissons le mieux aujourd'hui.

Ces maladies semblent dues à une constitution particulière de l'atmosphère, en dehors de notre puissance, qui vient réagir sur des personnes porteuses d'un germe qui semble n'attendre qu'un moment favorable pour se développer. C'est un empoisonnement si l'on veut, mais un empoisonnement qui n'a son action que dans des conditions créées à notre insu et sans notre participation volontaire.

L'empoisonnement qui donne lieu à la maladie typhique, au contraire, peut être déterminé par nous, aggravé, diminué ou arrêté complétement dans son développement.

Nous pourrons propager la variole, la rougeole, la scarlatine, la syphilis ; mais nous ne créerons ni ces maladies, ni les causes qui les engendrent spontanément.

On n'est pas toujours apte à contracter des maladies contagieuses. Cette aptitude, l'expérience l'a démontré, semble varier selon les temps, l'âge et les épreuves déjà subies.

L'aptitude qui existe dans chaque individu à contracter les maladies contagieuses, s'use et s'efface dans divers cas et par diverses causes.

Plusieurs maladies contagieuses ne peuvent être contractées indéfiniment.

En général, on n'a la variole, la rougeole, la scarlatine, qu'une fois. Une personne qui, au milieu des varioleux, des rubéoleux... ne contracte pas cette maladie dans les premiers moments de son séjour parmi les malades, devient pour ainsi dire de plus en plus réfractaire. C'est ce qui heureusement fait que les médecins et les autres personnes qui sont forcées par leurs fonctions de rester avec les malades, sont celles qui ordinairement sont le moins souvent atteintes.

L'aptitude à contracter la variole s'use et s'épuise par l'inoculation du pus varioleux, du cowpox ou du virus vaccin.

Quant à l'affection typhique, je crois que je suis en droit, à présent, de poser les conclusions suivantes :

Jamais une personne bien portante, vivant habituellement dans des conditions opposées à la production du miasme typhique, ne contractera le typhus, même en touchant un typhique.

Il pourra, selon son organisation particulière, être plus ou moins influencé par la petite quantité d'émanations septiques qu'il aura absorbées auprès du malade, mais revenu vite dans ses conditions de salubrité ordinaire, il n'aura pas contracté la maladie.

L'inoculation du sang ou de quelque matière que ce soit d'un typhique à un homme bien portant, et dans les conditions de salubrité requises, ne produira que des troubles légers, en rapport du reste avec la quantité et la qualité de la matière absorbée et le tempérament de l'individu. Il ne faut pas oublier qu'il est des personnes chez qui une lésion même minime, détermine de graves accidents.

Enfin, comme la maladie typhique est le résultat d'un empoisonnement par des miasmes qui se produisent sans cesse, aucun moyen médical ne pourra empêcher cet empoisonnement, si l'on continue à demeurer dans le foyer d'infection.

L'affection typhique est donc une maladie qui pourra, qui devra être contractée toutes les fois qu'on se trouvera dans ses conditions de production.

On doit considérer comme une erreur grave l'assertion suivante :

« Il a été constaté d'abord que les individus qui, à une époque
« antérieure, ont déjà été atteints de la maladie, sont rarement
« frappés une seconde fois. » (Dict. en 50 vol. *du Typhus*, p. 581.)

Trop d'exemples malheureux sont venus détruire cette opinion pour que je cherche à la combattre.

Je répéterai ce que j'ai déjà dit : Les personnes les moins atteintes sont celles qui sont le moins exposées, ou celles qui, forcées de s'exposer, se mettent ensuite dans les conditions de salubrité désirable.

Il est inutile aussi, je crois, de chercher à réfuter l'étrange idée de l'antagonisme que l'on a cru avoir rencontré entre le scorbut et le typhus. Il suffit de consulter les annales médicales de Crimée. Bien certainement que si le typhus avait eu horreur du scorbut, il aurait fait peu de ravages dans notre armée ; mais par grand malheur, le scorbut provoquait le typhus.

Médication.

La médication devra être préservative et curative.

Si dans les affections typhiques, dans le typhus épidémique en particulier, la cause du mal est due à une viciation de l'air, comme il n'y a plus lieu d'en douter, on comprend que d'une manière absolue, il est toujours possible d'empêcher la production du principe délétère.

Lors donc qu'on est obligé de réunir un grand nombre d'individus dans un espace restreint, comme dans les prisons, les vaisseaux, les camps, prévenu des accidents inévitables qu'entraîne cette nécessité, on devra tout faire pour y remédier; transporter les objets de literie au grand air, les secouer, les battre, les changer souvent; mettre le lieu enclos en communication avec l'air extérieur le plus largement et le plus longtemps possible; changer les camps, les tentes d'emplacement; brûler les vieux objets hors d'usage, sur les lieux mêmes où l'on a séjourné; disséminer les ambulances et les hôpitaux; chercher enfin tous les moyens propres à donner aux hommes l'air le moins altéré.

Quant au typhus endémique, quoique la cause productrice ne soit pas reconnue et acceptée comme identique par nombre de praticiens, il y a déjà longtemps qu'on a adopté de semblables moyens pour arrêter ou détruire la maladie, sinon dans l'individu, du moins dans la masse.

Au premier éveil, dans les pensionnats, dans les lycées, dans les couvents, les parents sont invités à retirer leurs enfants, et toujours le moyen est efficace. Si l'on avait su s'inspirer de semblables faits, on aurait vu promptement l'immense ressemblance qui existait dans la cause du typhus épidémique et dans celle de la fièvre typhoïde.

On devra donc prendre pour le typhus endémique les mêmes mesures prophylactiques que pour le typhus épidémique, et heureusement on trouvera dans ce cas beaucoup plus de facilités.

Dans les hôpitaux, on devra veiller avec le plus grand soin à ce que les typhiques soient séparés des autres malades, et même isolés entre eux.

Pour les varioleux on a généralement des salles particulières. L'expérience a démontré qu'il y avait peu d'inconvénients à réunir ces malades, puisque l'aptitude à la variole s'épuise par la maladie elle-même ; mais il en est tout autrement pour le typhus. Le typhus engendre le typhus, et chaque malade est un élément nouveau pour la production et l'aggravation de la maladie.

Il faudra donc avoir des salles particulières, où les malades seront placés un à un, en même temps que l'on combinera les moyens d'aération et de calorification.

Lorsque le typhus sera développé, soit épidémiquement soit endémiquement, la première indication sera de soustraire le malade aux causes productrices, tout en évitant de le rendre lui-même dangereux pour les autres.

Si les moyens prophylactiques que nous venons de donner sont généralement acceptés comme bons par tout le monde, il n'y a malheureusement pas une aussi parfaite unanimité sur les moyens thérapeutiques.

On a compris vite en Crimée qu'il fallait faire table rase pour le typhus de toutes les médications qui ont été prônées si fort dans le typhus endémique, ou fièvre typhoïde, maladie d'ailleurs que l'on n'accepte pas comme semblable.

Les saignées, les sangsues, les vésicatoires, les purgatifs répétés ont été proscrits, et c'est à cela sans doute qu'ont été dues les résistances qu'on a rencontrées chez des individus épuisés d'autres parts. On mourrait inévitablement, si l'on continuait à être soumis à la cause destructrice ; mais avec les corroborants, les fortifiants, on résistait mieux, et pour beaucoup cette résistance était le salut, puisqu'elle leur permettait d'arriver au moment où ils pouvaient être soustraits à la cause morbifique.

Il est fâcheux qu'on n'ait pas compris, que l'on ne comprenne pas encore peut-être, que cette manière d'agir doit avoir des résultats bien plus favorables dans la fièvre typhoïde.

Je suis convaincu que le système qui regarde la fièvre typhoïde comme une inflammation intestinale est une profonde erreur conduisant à des conséquences funestes.

Aussi je regarde les saignées, les purgatifs, les médicaments dits hyposthénisants, donnés à la dose et par la méthode hyposthénisante, comme éminemment contraires, et même comme favorisant la maladie en enlevant au malade les forces qui lui sont si nécessaires pour réagir contre le mal.

Les vésicatoires cantharidiens commencent à être prohibés par les hommes d'expérience. Mais ils ne le sont pas encore assez, tant il est difficile, même les faits sous les yeux, d'oublier les impressions de l'éducation première.

Pour la majorité des médecins de France, le vésicatoire n'agit guère que localement. On irrite, on enflamme la peau aux dépens de l'inflammation profonde. C'est de la médication révulsive ou substitutive.

Les vésicatoires ne sont pas abandonnés, parce que par l'absorption du principe actif de la cantharide ils agissent sur l'organisme entier ; parce qu'ils jettent le malade dans un état d'adynamie, de stupeur plus grand que celui qui existe déjà ; mais parce qu'ils causent ici une irritation, une inflammation beaucoup moins intelligente que dans la pneumonie ou la pleurésie, par exemple.

On doit rejeter aussi le tartre stibié, l'eau de Sedlitz, le citrate de magnésie, employés par les praticiens les plus renommés, quoiqu'on enregistre tous les jours de nouveaux insuccès.

« Nous ne reviendrions pas sur le traitement qui consiste dans « les antiphlogistiques; les émollients, les révulsifs cutanés, si « nous n'avions pas à signaler un fait grave, l'insuccès de la mé- « thode évacuante. » (*Abeille médicale*, 25 juillet 1853, 21ᵉ livr. Extrait de la *Gazette des Hôpitaux.*)

Les purgatifs et les émétiques, quels qu'ils soient, comme tous les médicaments qui agissent en déprimant les forces, doivent être rejetés.

La médication qui a failli le moins est celle qui a eu recours au quinquina, et à ce qu'on appelle les cordiaux, et aux opiacés.

Tous les auteurs, même ceux qui persistent à voir dans l'affection typhique une inflammation, ont vanté l'emploi de ces substances au moins dans un cas, dans la forme adynamique.

Le quinquina était employé par les uns comme tonique, comme fébrifuge, comme antiseptique; d'autres l'administraient parce qu'ils en retiraient de bons effets.

Point de raisonnements contre les faits, surtout quand ces faits sont le but qu'on se propose.

Vulpes préconisa le quinquina dans le typhus des prisons, des hôpitaux et des navires. (Mérat et Delens, *Dictionnaire de Médecine*, tome V, page 633.)

Mayer, Dehaen, l'ont vanté dans le typhus simple ou pétéchial.

Pierre Frank a établi des préceptes si justes, qu'ils ne peuvent être que le fruit d'une longue et heureuse expérience. Voici comment il s'exprime :

« ... On conserve les forces vitales par une prompte élimina-
» tion de la matière qui affecte le système nerveux... Par la pru-
» dente administration des excitants, des cordiaux, dont le nom
» n'est pas vide de sens; par l'emploi sagement ordonné des
» restaurants et des nutritifs. En général, une diète trop rigou-
» reuse exaspère cette maladie quand son cours est un peu long;
» le bouillon de viande dans lequel on fait cuire du pain, ou
» qu'on mêle avec du vin, avec un jaune d'œuf, soutient mer-
» veilleusement la machine défaillante. Dans le cours même de
» la fièvre, accordez une plus grande quantité de bons aliments
» que dans les autres maladies aiguës, gastriques ou inflamma-
» toires. Les fortifiants, sous toutes les formes, ont ici beaucoup
» d'efficacité. » (*Traité de médecine pratique de la Fièvre continue nerveuse*, tome Ier, colonne 1re, page 28 et suiv.)

Les médecins croyant à l'existence de typhus divers, très-différents les uns des autres, ont aussi eu recours, par cette raison, à diverses médications.

« Le quinquina ne jouit pas ordinairement d'une grande vertu
» dans la fièvre nerveuse, *excepté* quand elle se complique avec
» une fièvre intermittente, en tire son origine, offre des rémis-
» sions manifestes, ou s'accompagne d'un état de stupeur et de

» l'affaiblissement de l'énergie vitale. *Néanmoins* associé avec
» les aromatiques, comme la serpentaire de Virginie, la valériane,
» la cannelle et surtout le vin, l'écorce du Pérou est très-efficace
» dans les progrès de la maladie. » (Pierre Frank, p. 76, col. 2ᵉ,
l. 32 et suiv.)

On pourrait citer des choses merveilleuses à propos de l'administration du quinquina dans le typhus épidémique ou dans la fièvre typhoïde.

Ce serait peut-être le moment de consigner des observations qui me sont propres, mais j'aime mieux laisser aux autres le soin d'apporter des preuves, qui alors ne pourront être accusées ni d'erreur ni d'aveuglement. En attendant, des faits nombreux et irrécusables surgissent de toute part, empruntés même à ceux, je le répète, qui sont le plus convaincus de la nature phlogistique, inflammatoire de cette maladie.

Fournier et Vaidy, (*Dict. des sciences médicales*, page 471.)

Deuxième période. — » ..... Le vin, mêlé à la boisson com-
» mune ou avec du petit lait, particulièrement du vin blanc,
» est convenable pour étancher la soif et pour combattre la
» grande prostration des forces. »

Troisième période. — » Si les symptômes adynamiques se ma-
» nifestaient dès l'invasion de la fièvre typhoïde, les émétiques,
» de même que les évacuants, augmenteraient la débilité et de-
» viendraient très-préjudiciables. Il convient donc, dans cet état
» de choses, de recourir de suite aux toniques. Les plus conve-
» nables sont l'arnica, la serpentaire et le quinquina préparés
» en infusion. »

» Nous n'avons point encore fait mention de ce dernier médi-
» cament, parce qu'il n'exerce pas d'action spéciale dans *le
» typhus simple* et *dans les autres espèces* ; mais lorsqu'il
» existe une *véritable adynamie*, et que les symptômes nerveux
» sont peu développés, *le quinquina est le plus efficace* de tous
» les moyens qu'on peut employer pour combattre la maladie. »
(Art. *Dothiénentérie*, Dict. en 30 vol. page 472, ligne 32 et suiv.)

» Il résulte de plusieurs observations authentiques que, contre
» des symptômes si graves et si menaçants (état adynamique),

« la médecine possède des ressources d'une puissance notable, et
« ces ressources sont les *toniques*. On a vu pendant leur emploi
« se manifester l'*amélioration la plus frappante*, qui parfois a
« cessé lorsqu'on les cessait, pour revenir quand on y revenait.
« Les toniques sur lesquels on doit le plus compter dans cette
« forme d'affection typhoïde, sont le quinquina, le vin et l'éther. »

On lit encore dans le *Compendium de Médecine* (*Fièvre typhoïde*, page 257, col. 1re, ligne 12 et suiv., 2e médication) :

« M. DELARROQUE (avec ses évacuants) cherche à relever les
« forces abattues par les toniques, et en nourrissant les malades
« de bonne heure. Les toniques auxquels il donne la préférence,
« sont le *vin de quinquina*, l'infusion d'angélique.

Troisième médication, tonique et stimulante.. — « On trouve
« d'abord les toniques fixes, tels que le quinquina, le vin de
« Madère, de Malaga, d'Alicante, de Bordeaux et de Bagnols....

« C'est cette médication qui est généralement employée en
« Allemagne (HUFELAND, *Manuel de Médecine*, page 89, in-8°,
« Paris 1838). M. ANDRAL a vu, sur quarante individus traités
« par les toniques, la maladie s'aggraver dans vingt-six cas et
« s'amender onze fois (*Clinique médicale*, page 688). Ce résultat
« n'est point favorable à un pareil traitement. On s'accorde au-
« aujourd'hui à reconnaître que les *toniques* et les excitants ne
« doivent pas être administrés dès le principe, à moins que la
« dothinentérie n'affecte sur-le-champ une forme sidérante ou
« adynamique très-intense. » (Même ouvrage, page 257, 2e col.,
l. 15 et suiv.).

Ce qui revient à dire que l'action de ces médicaments se fait
d'autant plus sentir que la cause morbifique a produit de plus
grands ravages.

On ne comprend pas de semblables restrictions faites par des
hommes qui regardent la fièvre typhique comme une maladie
intestinale inflammatoire. Ou cette médication est mauvaise,
contraire quand la maladie intestinale a peu de gravité, et alors
elle doit être encore plus mauvaise quand l'entérite folliculeuse a
fait des progrès ; ou elle est bonne, et alors elle l'est dans tous
les cas.

Bien entendu que le médecin devra suivre son malade ; qu'il n'aura pas recours à des formules invariables pour tous ; qu'il modifiera son traitement selon les circonstances dépendant du malade ou de la maladie.

On doit se demander comment il y a tant de divergence dans la médication des affections typhiques ; comment des médicaments, qui ont réussi très-souvent dans la main de tous, n'aient pu demeurer dans la pratique ; comment enfin, à quelque remède qu'on ait eu recours, on n'ait pu se flatter d'avoir trouvé un médicament ou une médication héroïque.

Il est probable que si on se livrait à un examen sérieux, on verrait que la plupart du temps on a négligé de remplir les conditions nécessaires à une prompte guérison, même lorsqu'on avait trouvé le médicament le plus favorable.

Toutes les personnes, ou à peu près toutes, atteintes de fièvre typhique, sont traitées dans l'endroit même où elles ont contracté la maladie ; ou bien elles sont transportées dans des établissements hospitaliers, qui presque toujours réunissent déjà plusieurs conditions propres à la formation de la cause morbifique. Or, la première indication contre les substances délétères est de se soustraire à leur influence ; la seconde, si par malheur on n'a pu éviter de remplir la première, est de détruire ou de combattre l'effet produit.

Dans le typhus épidémique, si l'on peut se soustraire de bonne heure à la cause morbifique, on revient ordinairement vite à la santé. Le principe toxique a été sans doute absorbé, mais il n'a pas encore eu le temps d'exercer une action funeste [1]. D'ailleurs,

---

[1] On se rappelle qu'en Crimée, les troupes, campées dans la vallée de Baïdar, n'ont point été atteintes du fléau. Chacun sait que l'évacuation hâtive des officiers sur Sébastopol (avril—mai 1856), ou sur un bâtiment non-infecté et pas trop encombré, était en quelque sorte un certificat de guérison qui, à ma connaissance, n'a jamais failli.

Nous autres médecins, nous nous trouvions dans cette fâcheuse position : Si aux premiers malaises on nous faisait quitter notre poste, comme nous revenions vite à la santé, nous pouvions être accusés de pusillanimité, si l'on persistait à ne tenir aucun compte des premiers symptômes d'empoisonnement, on voyait bientôt survenir des accidents presque toujours irrémédiables.

ou il a agi longtemps et vivement et alors la maladie est grave, ou il n'a agi que peu de temps et le retour à la santé ou la convalescence sont prompts.

Dans la fièvre typhoïde les personnes atteintes ont été soumises à l'action d'une cause lente et continue, et pour comble de malheur on a eu recours à des traitements opposés à ce qu'ils auraient dû être. C'est ce qui explique les nombreux et perpétuels insuccès que l'on éprouve chaque jour.

Ainsi, tout étant incertitude dans la fièvre typhoïde, depuis sa cause productrice jusqu'à sa nature et son siége, les premières indications ont été rarement remplies. Mais si l'on finit par admettre que cette maladie n'est qu'un typhus en petit, un typhus endémique, les indications deviendront faciles, et l'on verra merveille, comme l'a dit un savant praticien, du traitement qui aura pour base le quinquina et les toniques.

Je crois en avoir assez dit pour ne pas avoir besoin de formuler un traitement qui, si je me suis bien fait comprendre, doit ressortir tout entier de la discussion à laquelle je viens de me livrer. J'ajouterai seulement que le quinquina administré comme tisane, à l'état d'extrait ou de quinine brute, en potions, est la forme sous laquelle il aura le plus d'efficacité.

J'ai retiré de très-bons effets d'une décoction de quinquina faite avec 15 ou 20 grammes d'écorces dans un litre d'eau, prise comme tisane, et de potions avec 4 grammes d'extrait, renouvelées deux ou trois fois dans les vingt-quatre heures, selon les indications.

Le meilleur des cordiaux, le plus facile à trouver, et celui que les malades prennent avec le plus de plaisir, est en définitive le bon vin rouge sucré, pur ou étendu d'eau.

L'opium, administré dans plusieurs circonstances très-bien indiquées, semble jouir de propriétés précieuses.

Résumé.

1° Le typhus reconnaît pour cause une altération de l'air qui peut être produite dans tous les temps et dans tous les pays.

2° Le typhus est un empoisonnement.

3° L'organe sur lequel se passe l'action du principe typhique, est le système cérébro-spinal qui traduit sa souffrance par des troubles primordiaux toujours semblables à eux-mêmes. Les altérations secondaires ou consécutives sont variables et ne prennent un caractère spécifique que lorsqu'elles se groupent autour des premiers symptômes.

4° Le typhus selon qu'il atteint un plus ou moins grand nombre d'individus, prend le nom de typhus épidémique, de typhus endémique ou fièvre typhoïde, et de typhus sporadique, si l'on veut, quand les cas deviennent de plus en plus rares.

5° La médication du typhus est préservative ou curative.

La prophylaxie est du domaine de l'hygiène publique et privée.

La thérapeutique doit reposer tout entière sur les substances toniques et réparatrices et sur les médicaments dits névrosté-niques.

Le quinquina est le médicament par excellence, comme pour les fièvres intermittentes, probablement parce qu'il s'adresse aux mêmes organes malades.

L'opium a été beaucoup vanté et beaucoup employé, il a une action remarquable sur le système nerveux.

Cependant on s'accorde généralement à ne voir en lui qu'un agent thérapeutique secondaire. On l'emploie dans la médication dite des symptômes. Il est peu de maladies où on en ait tant usé.

www.ingramcontent.com/pod-product-compliance
Ingram Content Group UK Ltd.
Pitfield, Milton Keynes, MK11 3LW, UK
UKHW021149140726
13695UKWH00005B/2029